AF356484

Les Eaux Radio-Actives Ionisées

de

Plombières-les-Bains

(Vosges)

LEURS ACTIONS PHYSIOLOGIQUES
LEURS ACTIONS THÉRAPEUTIQUES

La Chaîne Hercynienne

Ses Eaux Minérales

APERÇUS PHYSICO-CHIMIQUES : LOIS DES IONS

PAR

le Docteur Pierre CHARMONT ✳

Ancien Secrétaire de la Clinique Chirurgicale du Professeur OLLIER (Hôtel-Dieu-Lyon)
Ex-chef de Clinique Chirurgicale de l'Hôpital Saint Luc (Lyon)

Médecin-Consultant à **PLOMBIÈRES-LES-BAINS** (Vosges)

Édition de la *Côte d'Azur Médicale*, revue scientifique, 4, rue Peiresc, Toulon Directeur : *Docteur Regnault*, ex-prosecteur, ex-chef de clinique chirurgicale, professeur d'anatomie

ÉPINAL
ÉDITEUR : IMPRIMERIE PERNOT.
—
1923

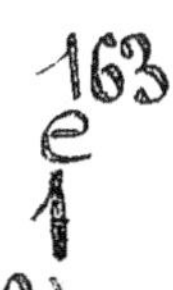

Les Eaux Radio-Actives, Ionisées

de

PLOMBIÈRES-les-BAINS

(Vosges)

BIBLIOTHÈQUE NATIONALE — R. I. — ESTAMPES

Sous l'influence des idées modernes de la radio-activité spontanée ou provoquée de la physico-chimie, la science hydrologique commence à s'orienter dans des voies nouvelles, qui permettront d'expliquer l'action des eaux minérales et de vérifier ou de modifier ce que l'empirisme et la clinique ont depuis des siècles enseigné.

Par des moyens insoupçonnés, sous l'action de certaines eaux minérales, les cellules de l'organisme créent ou détruisent des compositions très compliquées et très variées, non seulement nécessaires à l'entretien de la vie, mais indispensables dans la lutte contre la maladie.

Parmi les incertitudes dont est toujours chargée une science plus avancée, une chose commence à être certaine, c'est que la radio-activité, l'énergie spontanée ou acquise sont nécessaires pour créer les réactions si mystérieuses au sein des cellules de l'organisme, et de toutes ces puissances naturelles, celles qui donnent au Corps médical la plus grande action possible nous les trouvons en partie dans les Eaux minérales.

Parmi celles-ci, pendant plus de vingt années d'études, j'ai pu me rendre compte que les sources de la Chaîne Hercynienne sont les plus intéressantes et importantes, mettant à la disposition des cliniciens les plus grandes forces médicamenteuses par leurs métaux ionisés ou colloïdaux transportant dans l'organisme leur radio-activité propre ou induite avec leur puissance médicamenteuse.

LA CHAINE HERCYNIENNE

Ses eaux minérales.

Dès l'Ere primaire, de l'Ardèche à la Bohême, en passant par le Plateau Central, le Morvan, les Vosges, avait surgi une chaîne de montagnes qui devint l'ossature de l'Europe.

Ces terrains primitifs qui, dans la succession des siècles virent tant de dislocations se produire, fournissent, échelonnées, surtout en France, les plus belles Eaux Minérales, tant par leur côté scientifique et leur radio-activité que par leurs actions physico-chimiques à peine étudiées et connues, donc très peu expliquées.

Je ne puis les citer toutes, mais nous trouvons échelonnées entre autres : Chaudes-Aigues, La Bourboule, Evaux, Néris, Bourbon-Lancy, Plombières-les-Bains. A l'étranger, une seule leur ressemble : Bad-Gastein.

De toutes ces eaux de la Chaîne hercynienne en France (phénomène intéressant) la plus connue comme indications séculaires thérapeutiques et cliniques, se trouve être aussi la plus radio-active : Plombières-les-Bains, avec 86 millimicro-curies de radio-activité.

Combien souvent a-t-on eu tort, en médecine, de faire fi des études cliniques, des aperçus parfois si judicieux de nos devanciers.

Depuis longtemps, en France, des hommes éclairés ont pressenti cette richesse thermale, et je ne veux citer que quelques mots que j'ai retrouvés dans la publication d'un confrère, clinicien consommé, ancien Interne des Hôpitaux de Paris, le Docteur Bailly (1852), publication qui se trouve être une prédiction des découvertes scientifiques futures. Parlant des Eaux thermales du Groupe Vosgien que j'ai classées dans la Chaîne Hercynienne, il dit ceci :

Dans le groupe vosgien, les eaux thermales sont simplement granitiques, je les appellerai primitives, car il y a quelques abus à les qualifier de salines. Quel rapport y a-t-il, ie le demande, entre ces eaux limpides et sans saveur et les eaux saumâtres de Bourbonne, de Balaruc, de Wiesbaden ?

Celles-ci sont des dissolutions salées des eaux de mer chauffées, c'est en quelque sorte un remède, une préparation médicamenteuse. Celles-là sont une émanation directe du foyer central, leur délicatesse de composition n'est point altérée par le mélange de substances grossières puisées dans les limons souterrains. Elles sont peut-être les dernières dans l'ordre de saturation.

Elles sont les premières sous le rapport de la subtilité et de la distinction de leur origine ignée.

Elles n'ont rapporté de leur séjour mystérieux aux entrailles de la terre que la substance des premiers éléments minéralogiques et cette imprégnation si merveilleuse des fluides électro-caloriques qui est l'agent vital, la force de la matière.

Il ajoutait :

Quand on veut les classer pharmaceutiquement on est fort embarrassé de leur trouver une place entre les sulfureuses, les ferrugineuses, les salines, les acidulées et les médicastres qui ne comprennent le traitement des maladies qu'à grand renfort de grosses et fortes drogues méprisent un remède aussi simple, mais les médecins hygiénistes judicieux et expérimentés savent qu'on peut guérir plus efficacement et avec moins de danger par les agents naturels qu'il faut apprendre à manier et à utiliser ; ils comprennent tout le parti qu'on peut tirer de cette eau chaude qui, pénétrée d'un fluide vivifiant renferme des principes minéraux dans un état d'atténuation et d'homogénéité inimitable.

Remarquons donc ces phrases écrites en 1852 qui prophétisaient simplement par l'intuition d'une parfaite clinique les plus superbes découvertes des Curie, Moureu, Le Bon, Branly, Lemoîne, de mes Maîtres et amis Morel, Cluzet et Nogier, de Lyon, ainsi que des professeurs trop tôt enlevés à la science par la guerre, comme mon Maître Jules Courmont et mon camarade Lesieur.

Je pourrais citer encore d'autres traits, d'autres aperçus des plus intéressants et des plus prophétisants d'un grand nombre d'auteurs anciens, mais je ne veux citer que deux personnalités, qui, l'une en 1847 à Plombières, le Docteur Turck, devina les actions électro-magnétiques des Eaux minérales de cette Station, et qui, sans s'en rendre compte, avait saisi l'action des ondes vibratoires électriques dans le traitement thermal. N'écrit-il pas :

Il n'y a pas de changement clinique sans dégagement d'électricité.

L'électricité est un des produits de la vie. Cependant l'électricité, produit le plus important des sécrétions animales, ne se comporte pas toujours comme celle qui est dégagée d'une pile.

Il présentait donc la création des ondes électro-magnétiques par l'action des étuves et des Eaux thermales de Plombières.

Puis le savant Docteur Liétard, en 1860, avant la découverte des ïons médicamenteux et de la radio-activité, écrivait à propos de Plombières :

Or, les moindres quantités de substances oubliées ont d'autant plus d'importance quand il s'agit de baser une opinion, que l'action d'une eau minérale n'est pas spécialement celle de tel ou tel principe, mais bien une action majeure que nous ne pouvons mieux faire sentir qu'en la comparant à la résultante mécanique de plusieurs forces composantes, résultante dont la direction et la puissance définitive dépendent de chacune des composantes, quelques insignifiantes qu'elles paraissent prises à part.

N'est-ce pas une merveilleuse prévision des découvertes de ces années dernières sur l'acion des ïons de présence ?

Plus près de nous, mon très honoré confrère, le sympathique Docteur de Langenhagen, parlant de Plombières à la Société des Médecins de Bruxelles, en 1913, prévoyant lui aussi, par sa clinique si expérimentée, les découvertes de ces temps derniers, disait :

Chose curieuse, il semble que ce soit précisément dans les eaux les moins minéralisées que ces éléments qu'on pourrait appeler physiques se rencontrent avec le plus d'intensité et inversement ; de sorte qu'il y aurait une sorte de balancement entre ces deux principes et qu'on serait fondé à distinguer deux classes d'eaux minérales : celles qui agissent surtout par leurs substances chimiques, et celles qui agissent par certaines formes physiques, en partie encore inconnues et dont la radio-activité ne constitue probablement que l'un des facteurs principaux.

Aperçus physico-chimiques. — Lois des Ions.

Les Eaux hyperthermales de Plombières, comme toutes les Eaux de la Chaîne Hercynienne, viennent s'échapper du sol du point de fracture ou de dislocation nouvelle de cette couche granitique qui forme cette chaîne.

Ce sont des eaux primitives vierges, amenant au jour, selon l'heureuse expression du regretté Maître Landouzy, « un médicament complexe à l'état naturel ». Elles sont une solution ionisée, et leurs métaux colloïdaux ont des actions, non seulement par eux-mêmes, mais aussi par leurs actions de présence. Ceci nous conduit donc à rechercher leurs actions physiologiques dans les maladies.

Malgré tous les travaux si importants des Laboratoires, durant ces dernières années, on se trouve en présence d'inconnu qu'il est impossible encore de saisir, même d'expliquer.

Pour ces actions physiologiques, la clinique, sans pouvoir fournir toutes les explications, permet cependant de dresser d'intéressants aperçus qui aideront aux recherches physico-chimiques biologiques.

Si les Stations de cette Chaîne Hercynienne ont une origine similaire, loin de moi la pensée de dire qu'elles agissent d'une façon semblable sur les diverses affections.

Si elles possèdent, il est vrai, certaines actions physiologiques communes dues à leur radio-activité, à leur émanation, chacune fournit certaines indications thérapeutiques précises.

En suivant les travaux, les études si complexes de la physico-chimie thermale, en étudiant ces Stations, en suivant leurs actions diverses sur les maladies, sur les affections, on arrive à envisager certaines conclusions, certaines hypothèses qu'il me semble possible de résumer ainsi, entre autres pour Plombières-les-Bains :

1° Que l'énergie médicamenteuse provient de la dissociation de la matière contenue dans ces eaux :

2° Que la chaleur (71°), l'électricité, l'ionïsation de ces eaux sont de l'énergie intra-atomique libérée ;.

3° Que leur radio-activité ne dépend pas seulement de l'émanation radifère, Radium, Thorium, etc., qui se trouvent en grande quantité dans ces sources thermales, mais aussi d'une radio-activité produite par la dissociation des atomes ;

4° Que leurs métaux colloïdaux et ionisés possèdent presque tous les propriétés des corps radio-actifs avec leurs rayons $\alpha \beta \gamma$;

5° Que les colloïdes des Eaux de Plombières sont des corps vivants chargés d'énergie agissant comme agents catalyseurs et servant dans les cellules de notre organisme à être des libérateurs de l'énergie ;

6° Que, à dose prodigieusement faible, même à 1/300 de milligramme, par litre, ils exercent des actions physiologiques très fortes ;

7° Que toutes ces eaux de la Chaîne Hercynienne et à Plombières entre autres, contiennent des atomes porteurs de charges électriques :

les uns positifs,

les autres négatifs ;

8° Que les lois de l'attraction et de la répulsion sont une des causes favorables de l'action médicamenteuse, durant la balnéation et les étuves, par des phénomènes d'endosmose et d'exosmose ;

9° Que la clinique fournira les médications thérapeutiques en s'appuyant :

a) sur le nombre et la variété des ions dissociés ;

b) sur la présence de traces impondérables d'un des métaux colloïdaux, qui modifient d'une façon importante l'action des autres colloïdes en présence ;

c) sur la présence simultanée de plusieurs sels qui influent d'une manière appréciable sur le rayonnement de chacun d'eux ;

10° Que ces métaux ionisés ou colloïdaux qui ont reçu de

l'émanation, entre autres du Radium, une radio-activité supplémentaire, agissent sur les cellules de notre organisme en leur procurant une radio-activité induite ;

11° Que les dégagements gazeux qui s'échappent des diverses sources, de la Chaîne Hercynienne en particulier, soit que l'émanation est transportée par les gaz carboniques, comme à La Bourboule ; soit dans l'azote avec des ïons oxygénés en plus ou moins grandes quantités, comme à Plombières, agissent d'une façon différente dans les maladies. On a qu'à citer quelques exemples pour montrer la formidable importance des ïons de présence et des transformations physiologiques qu'ils apportent dans les actions thérapeutiques.

Pourquoi à Evaux, malgré l'action sédative de ses eaux, a-t-on une forte action excito-motrice et congestionnante sur l'appareil génital de la femme, action qui parfois même peut dans certains cas devenir dangereuse ? C'est que les ïons positifs, manganèse, étain, aluminium, se trouvent en présence des ïons fer.

Pourquoi à Plombières, au contraire, où les eaux possèdent aussi une action sédative des plus intenses par leur plus forte radio-activité trouve-t-on une action décongestionnante de l'appareil génital, avec guérison des métrites hémorragiques. des accidents de la ménopause, ainsi que de toutes les affections utéro-annexielles douloureuses ?

C'est qu'à Plombières nous trouvons simplement quelques ïons électro-positifs fer, en présence des ïons électro-négatifs arsenic-brôme sans ïons étain.

Pourquoi à Bourbon-Lancy ne peut-on faire boire des dyspeptiques hypersténiques ?

C'est non seulement en raison de la présence du chlorure de Sodium (d'origine secondaire) et de l'acidité de cette eau, mais aussi en raison des ïons Fluor qui se trouvent dans ces eaux, et qui malgré leur quantité minime dépolissent en très peu de temps les verres qui servent à la boisson.

Pourquoi, au contraire, les hyperchlorydriques. même

BIBLIOTHÈQUE NATIONALE — B. F. — IMPRIMÉS

avec ulcération de l'estomac, les entéritiques avec ulcération des muqueuses intestinales peuvent-ils boire, s'améliorer et se guérir avec les eaux de Plombières-les-Bains ?

C'est que les eaux alcalines de Plombières contenant des ïons silliciques-magnésie, en présence des ïons oxygènes transportent la radio-activité, ce qui facilite d'une façon surprenante la cicatrisation des tissus humains.

Enfin, les médications thérapeutiques nous montrent que l'émanation du Radium contenu dans l'anhydrique carbonique, comme à La Bourboule, convient aux malades à nutrition accélérée, et que l'émanation transportée dans l'azote, avec également une proportion importante d'oxygène naissant, comme à Plombières, convient aux malades à nutrition retardante.

Cette longue énumération des lois principales que je crois, à la suite de mes nombreuses études, pouvoir poser, était nécessaire pour faire saisir l'importance des Eaux Thermales de Plombières et leur étonnante propriété thérapeutique.

Dans le si court espace d'un article, l'on ne peut malheureusement s'étendre comme il serait nécessaire sur toutes les données que l'étude d'une Ville d'Eaux comme Plombières procure à l'esprit et je vais simplement résumer les principaux éléments et dégager rapidement d'après les indications du début, le pourquoi et le comment des actions thérapeutiques de cette station.

Origine géologique des sources
de Plombières-les-Bains.

Actions Physiologiques. - Actions thérapeutiques.

Elles jaillissent de 50 à 75 degrés, dans plusieurs déchirures rompant les terrains primitifs de la Chaine Hercynienne. Toute cette région est constituée par des filons quartzeux qui sont venus remplir les failles que ces convulsions terrestres. avaient produites.

En se servant des procédés de repérage et de radio-tellurie, ainsi que de la radio-activité avec les ondes électro-magnétiques, que nous sommes parvenus, mes amis le professeur Regnault, Duvermy et moi, à capter, on peut sentir dans toute la région des filons métallifères des plus rares et même des plus précieux. On y trouve aussi le grès vosgien affleurant et des filons de porphyre ou grès eurytiques d'origine ignée. Les granits sont fissurés de toutes parts et ces fissures sont remplies de quartz, etc...

Nous nous trouvons donc dans un sol bouleversé et tous les caractères des Sources de Plombières concordent entièrement avec les eaux primitives arrivant des profondeurs, sans avoir été minéralisées par leur passage dans des terrains secondaires.

La très haute thermalité des Sources, allant jusqu'à 75 degrés indique des failles largement ouvertes.

Par les aperçus ci-dessus indiqués, le médecin peut se rendre compte des grandes différences que la physico-chimie permet d'établir dans l'action thérapeutique.

On les avait classées ainsi :

Eaux très radio-actives, hyperthermales, alcalines, silicatées, sodiques, arsenicales.

Leur richesse en silicate de soude, sel qu'on a reconnu être le plus puissant modificateur des états scléreux est à retenir.

Les ïons fer, arsenic, brôme, iode, magnésie, manganèse, permettent d'étudier leurs actions physiologiques. De même, leur importante radio-activité, avec 86, 26 millimicrocuries (professeur Moureu 1914) transportés dans l'azote et l'oxygène, 98,15, avec à peine quelques traces d'anhydrique carbonique, facilite la compréhension de ces actions.

On trouve dans ces eaux des ïons électro-positifs et des ïons électro-négatifs que je vais simplement énumérer.

Ions Electro-positifs

Fer ;

Sodium ;

Magnesium ;
Calcium ;
Lithium ;
Manganèse.

Ions Electro-négatifs
Sulfurique ;
Iode ;
Brôme ;
Silicique ;
Arsénique ;
Carbonique.

Ces indications sommaires permettent d'énumérer les effets physiologiques et les indications thérapeutiques.

Plombières comporte des actions conformes à toutes les stations de la Chaîne Hercynienne puis d'autres actions propres à la composition et au mode d'emploi de cette station.

Parmi les actions physiologiques générales comme partout où se trouve l'émanation du radium, et à Plombières plus qu'ailleurs à cause de sa plus forte teneur en radio-activité, nous avons :

a) une action sédative et calmante intense ;

b) une action résolutive et dépurative ;

c) une action anti-toxique et aseptisante.

Les eaux thermales de Plombières, avec l'ionisation de leurs métaux agissent comme des ferments, des antitoxines, des oxydases, et possèdent des indications très spéciales par la cure de boisson et la cure balnéaire, ainsi que par l'imprégnation générale dans les Etuves romaines. On obtient :

1° une action anti-scléreuse et décongestive ;

2° une action anti-calculeuse et très diurétique ;

3° une action très spécialisée de cicatrisation des muqueuses gastriques et intestinales, et des voies urinaires.

En effet, cette action très spécialisée de Plombières sur tous les organes de la digestion : estomac et intestin, ainsi que des glandes qui accompagnent ces organes a été reconnue depuis de longues années.

Plombières permet donc de traiter avec le plus immense succès ces entérites muco-membraneuses, ces diarrhées chroniques, ces diarrhées d'origine coloniale, ces atonies intestinales, ces spasmes et contractures de l'intestin.

Elles procurent également, en sachant parfaitement s'en servir, d'immenses bienfaits sur les hyperchlorydries graves, les gastro-succhorées, ces ulcus récidivants qui, sous l'influence de son action cicatrisante, se guérissent et l'on parvient même parfois à empêcher les transformations cellulaires si graves de ces ulcus.

Leurs bienfaits s'étendent aussi à certaines lésions rénales en évolution. Enfin Plombières possède une merveilleuse action modificatrice des cellules de l'organisme en général et de celles du foie, des reins et des glandes en particulier.

Avant d'en terminer sur les actions de Plombières, il me paraît nécessaire de revenir sur l'action décongestive et résolutive, dans les affections utéro-ovariennes.

Depuis de nombreux siècles, les femmes atteintes de métrite chronique, de salpingo-ovarite, de dysménorrhée, de stérilité sont venues se faire soigner à Plombières et y ont obtenu d'irrécusables guérisons.

Enfin, je ne puis passer sous silence cette action anti-toxique et aseptisante des Eaux de Plombières pour les maladies artérielles et veineuses et particulièrement dans les phlebites infectieuses.

Les Etuves de Plombières. — Le Rhumatisme.

Plombières avec ses sept Eatblissements thermaux aménagés conformément aux indications thérapeutiques, possède une chose unique au Monde : ses étuves romaines, retrouvées et remises en service.

Le professeur Moureu disait un jour, au Congrès de Madrid : « Les Romains, à qui il faut toujours remonter quand il s'agit d'installation thermale avaient compris : étuves, cabines et baignoires dans les meilleures conditions pour l'utilisation des émanations des bains ».

Depuis tant de siècles, l'eau de Plombières arrive à ces étuves uniques au monde dans les propres canalisations romaines, y apportant toutes les étonnantes propriétés thérapeutiques des sources thermales.

Si malgré la longueur de cet article je crois devoir faire remarquer ce mode de traitement spécial de Plombières, c'est que là on arrive à soulager, à guérir les formes les plus graves du rhumatisme, de l'arthritisme, du neuro-arthritisme, et même des rhumatismes infectieux.

Depuis l'époque romaine, près de 2,000 ans, Plombières-les-Bains est la Station de choix du Rhumatisme. Toute la littérature empirique et médicale, toute la clinique même la plus sévère, ont depuis des centaines d'années décrit, publié, indiqué toutes les formes les plus graves des rhumatismes traités et guéris à Plombières.

Ses étuves, véritables vestiges uniques du passé médical romain existent encore, et restent toujours universellement bénies des arthritiques, des neuro-arthritiques. J'espère indiquer dans un autre article les merveilleux effets physiologiques et curatifs que l'on peut obtenir avec ce mode de traitement, mais ces explications, par la multitude des questions scientifiques que l'on peut faire découler de l'action des étuves romaines de Plombières m'entraîneraient trop loin. Je puis dire cependant que cette imbibition générale de l'organisme par ce système thérapeutique romain, avec sa buée transportant les ions médicamenteux et la radio-activité des Eaux Thermales de Plombières donne encore de nos jours d'inespérés résultats.

Des expériences que j'ai faites me confirment aussi que des médecins très sérieux des temps anciens ont pu y soulager également des formes pulmonaires graves, tels que des emphysèmes, des asthmes, et des poumons atteints d'origine microbienne. Il ne faut pas s'en étonner, car l'action de cica-

trisation et l'action anti-toxique des émanations et des métaux ïonisés contenus en suspension dans les buées en pleine
radio-activité, bien employées, produisent dans l'organisme
humain, le plus grand, le plus étonnant bienfait.

*
* *

En terminant, que l'on me permettre d'indiquer une phrase
qui me fut dite en 1903 par un des Médecins de l'Office impérial des Assurances sociales en Allemagne, où j'avais l'honneur d'être en Mission du Gouvernement français et de
l'Université de Lyon, et qui souvent m'est revenue à la mé-
moire. M'étonnant alors de voir que les Caisses d'Assurances : accidents, vieillesse, invalidité, maladies, faisaient un
emploi très sérieux des stations thermales allemandes pour
leurs malades ou leurs blessés de l'industrie, ce médecin alle-
mand chargé de me guider dans mes études, après m'avoir
montré tous les avantages que les Caisses d'Assurances reti-
raient du traitement thermal, me disait :

Ah ! si nous avions certaines de vos eaux minérales, nous pour-
rions en retirer de bien plus importants bienfaits pour les malades
et les accidentés et quoique, comme vous l'avez remarqué, nous
ayons déjà dans nos stations une clientèle considérable venant de
tous les pays du monde, nous voudrions avec les vôtres, drainer
toute la clientèle mondiale.

Et il ajoutait :

Oui, vous avez en France une richesse minérale unique et je puis
vous affirmer que ce ne sont pas seulement celles qui sont chez
vous les plus courrues qui, scientifiquemen, sont les plus belles.
Parmi vos stations, que nous médecins allemands connaissons
presque mieux que vous qui ne les étudiez guère, vous laissez de
côté, sans vous en douter, une très belle richesse thérapeutique, en
même temps qu'une véritable fortune publique.

Et il termina par ces mots :

En France, le corps médical n'a pas la situation qu'il mérite
dans la direction de l'hygiène sociale.

Ceci me revenait à l'esprit il y a quelque temps, quand un
de mes confrères de Colmar me fit part des découvertes qu'il

avait faites dans les archives de la ville, et qui indiquaient que vers l'an 1500 il existait à Plombières des sources spéciales pour les Germains avec hostellerie et médecins venus d'Allemagne accompagnant leurs malades.

Depuis les Romains, les invasions, les cataclysmes n'épargnèrent pas Plombières, mais la valeur curative de ses eaux fit chaque fois renaître les Thermes de leurs cendres.

Durant mes études dans les nombreuses stations de la Chaîne Hercynienne et dans les travaux romains des captages des Sources thermales, j'ai pu me rendre compte avec quelle magnifique conception des applications spéciales thérapeutiques de chaque station les Romains avaient su construire leurs captages pour pratiquer leur ingénieuse balnéation. J'ai pu me rendre compte aussi à Evaux, à Bourbon-Lancy, à Néris, à Bourbon-l'Archambault, etc... comment au milieu des enchevêtrements des sources, ils avaient su merveilleusement les différencier et les amener au jour avec le maximum de leurs actions curatives et adapter leurs travaux aux difficultés apportées par la nature.

A Aix-en-Provence, l'année dernière, c'est en suivant leurs indications, aidé de la radio-tellurie, qu'avec mes amis Mager et Duvermy nous avons pu retrouver les si belles failles thermales.

Mais nulle part, les Romains n'ont fait de si beaux, d'aussi importants travaux d'hydrologie thermale qu'à Plombières-les-Bains.

Depuis près de cinq années, mes études à ce sujet dans cette station me permettent de dire que Plombières possède encore d'immenses richesses thermales romaines ignorées, que d'importantes failles thermales avec des masses d'eau hyperthermale existent, pouvant donner des centaines de milliers de litres d'eau radio-active.

En résumé, Plombières-les-Bains, située à 456 mètres d'altitude, se trouve être une des stations les plus antiques et les plus renommées de la Chaîne Hercynienne. Elle est blottie dans une de ces gracieuses et riantes vallées vosgiennes où tout concourre à vous procurer cette douce sensation toute de fraîcheur et de repos.

La pureté de l'air de ses montagnes, l'état d'ozonification de l'atmosphère, grâce à ses forêts majestueuses, embaumée des senteurs des sapins et des fleurs font que les nerveux, les surmenés, les neuro-arthritiques, les paludéens, les coloniaux, les convalescents médicaux et chirurgicaux ont l'immense avantage d'y trouver réunie une eau hyperthermale radio-active merveilleuse à un climat des plus reconstituant.

C'était en 1917, qu'ayant quitté pour quelques jours de repos les douleurs, les tristesses de mes services hospitaliers où nuit et jour venaient aboutir les horreurs des champs de bataille, je ressentis cette sensation de bien-être moral en arrivant à Plombières.

Cachée dans son nid de verdure, peu éloignée cependant des tortures de la guerre, cette station dégageait un charme indéfinissable et dans cette imprégnation de douceur et de beauté me revint à l'esprit cette phrase de Hequet (1753) :

« Elle a été créée d'une Souveraine Main, marquée du Sceau de la Divinité. »

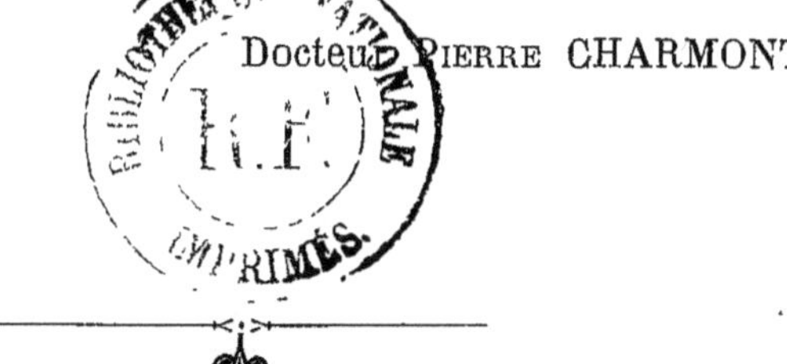

Docteur PIERRE CHARMONT.

DU MÊME AUTEUR

Principaux Travaux et Publications scientifiques

Des lois d'Assurances ouvrières en Allemagne et des Etablissements thérapeutiques des Caisses d'assurances allemandes. — Préface du D' Bediker, président de l'Office impérial des Assurances ; Introduction de M. Joseph Charmont, professeur de Code civil à la faculté de droit de Montpellier. — Paris-Lyon (250 pages), 1903. Storck-Maléru, édit.

Le Sanatorium ; la Tuberculose ; les Accidents du Travail et les Sociétés de Secours mutuels. IIIᵉ Congrès des Sociétés de Secours mutuels. — Bourg 1903. Editeur *Courrier de l'Ain.*

La Station Thermale d'Evaux. Son origine géologique ; son origine comme station ; son origine thérapeutique. — Extr. « Hydrologica » (revue internationale mensuelle). Paris-Lyon 1913. En collaboration avec le D' Ghislain-Houzet.

Les nouvelles Analyses des Professeurs Jules Courmont, Cluzel, Lesieur, Morel et Nogier sur Evaux-les-Bains. Les découvertes qui en découlent. — Edition *Gazette des Eaux,* Paris. Juin 1914.

Exposition Internationale de Lyon 1914. Evaux-les-Bains : les nouveaux travaux et analyses récentes des Professeurs J. Courmont, Cluzel, Lesieur, Morel et Nogier de Lyon. Ses indications thérapeutiques. — Cohendet, éditeur. Lyon 1914.
Présentation de la Station d'Evaux. (Méd. d'or).

Projets, Plans et Etudes d'un Etablissement thermal et d'hydrologie médicale pour une ville d'eaux de l'Etat de Minas (Brésil). — 1ᵉʳ prix. Paris 1907.

Rapport sur les Sources thermales, les captages romains et la Station de Bourbon-Lancey. — Lyon 1908.

Projets, Plans et Etudes des intallations médico-chirurgicales et d'hygiène des hôpitaux ruraux de Roumanie. — Bucharest 1904.

Exposition Internationale d'Hygiène urbaine et hospitalière. Lyon 1909. Grand Diplôme d'Honneur pour *Etudes, plans et présentation des Services d'Hygiène et de Chirurgie hospitalière et d'Hydrologie médicale.*

Projets, Plans, Etudes de l'Hôpital d'Arequipa (Pérou). Lyon 1909.

Projets, Plans, Etudes des transformations et de l'hygiène de l'Hôpital Bellevue, de Saint-Etienne. — 1ᵉʳ Prix (4 000 fr), Saint-Etienne. Concours 1909-1910.

Cours, Conférences de Médecine, Chirurgie et Hygiène de Guerre ; en collaboration avec le Docteur Charpentier, de l'Institut Pasteur et Cours du Caducée, 8ᵉ région. Dijon 1916 1917, 1918. Hôpital 92.

Etudes, Rapports et Recherches sur les Eaux thermales et les travaux romains et captages des failles thermales d'Aix-en-Provence. — Aix 1921-1922.

La Radio-Tellurie et les Recherches pétrolifères, minières et thermales en France. — Lille. Janvier 1923.

www.ingramcontent.com/pod-product-compliance
Lightning Source LLC
LaVergne TN
LVHW011015180726
843502LV00007B/2546